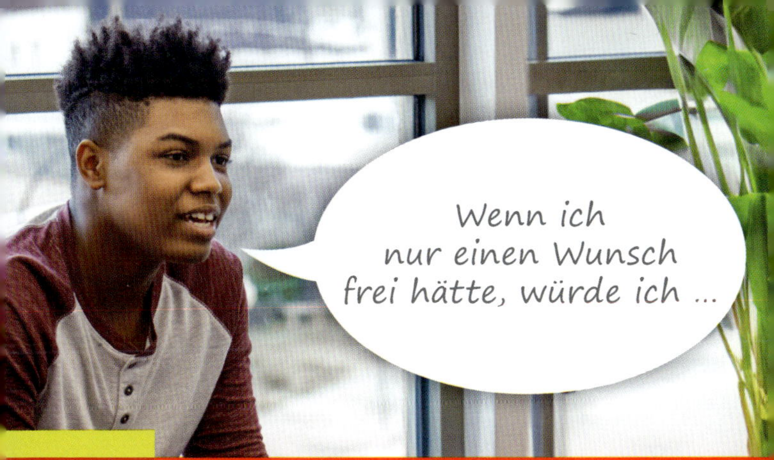

Wenn ich nur einen Wunsch frei hätte, würde ich ...

Melanie Gräßer
Eike Hovermann

Satzergänzungen für Jugendliche

180 Karten mit Satzanfängen für die therapeutische Arbeit

DOWNLOAD

hogrefe

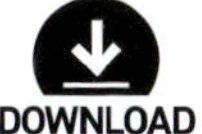

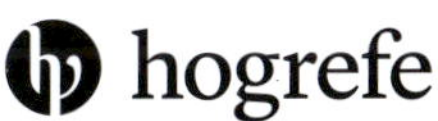

Dipl.-Psych. Melanie Gräßer, geb. 1971. 1992-1998 Studium der Psychologie in Konstanz, in Guelph, Ontario (Kanada) sowie Bonn. 1999-2002 Vollzeit-Verhaltenstherapieausbildung in der psychosomatischen Fachklinik St. Franziska-Stift, Bad Kreuznach. 2002-2010 als Psychologin in verschiedenen Einrichtungen und Kliniken in Kall, Bonn, Memmingen und Köln tätig. 2010-2013 als Psychologische Psychotherapeutin in eigener Praxis in Leverkusen und seit 2013 in eigener Praxis für Kinder, Jugendliche und Erwachsene in Lippstadt niedergelassen. Zudem als Gutachterin, Dozentin und Supervisorin tätig.

Eike Hovermann jun., geb. 1967. Seit 2023 als strategischer Berater tätig, davor über 25 Jahre geschäftsführender Gesellschafter der Akademie für die Deutsche Wirtschaft und Gründer und Geschäftsführer der Akademie für Kindergarten, Kita und Hort.

Hogrefe Verlag GmbH & Co. KG
Merkelstraße 3
37085 Göttingen
Deutschland
Tel. +49 551 999 50 0
Fax +49 551 999 50 111
verlag@hogrefe.de
www.hogrefe.de

Umschlagabbildung: © gettyimages.de / SDI Productions
Satz: Anna Jung, Hogrefe Verlag GmbH & Co. KG, Göttingen
Druck: Pario Print Sp. z o.o., Kraków
Printed in Poland
Auf säurefreiem Papier gedruckt

1. Auflage 2024

ISBN 978-3-8017-3275-2

Inhaltsverzeichnis

Vorwort

Es klingt unglaublich, aber der Satzergänzungstest gehört wahrscheinlich zu den Instrumenten, die am häufigsten in der psychotherapeutischen Diagnostik bei Kindern und Jugendlichen eingesetzt wird. Es gibt keine standardisierte Version, dafür aber unzählige, von Personen, die mit den Satzergänzungen arbeiten, erstellte Varianten. Die Auswertung und Interpretation des Satzergänzungstests als projektives Verfahren ist nicht quantifizierbar, frei interpretierbar und allen Anwendenden sollte klar sein, dass seine Aussagekraft deshalb auch nur begrenzt sein kann.

Trotz dieser Vorbehalte und Beschränkungen liefert die Arbeit mit Satzergänzungen eine Vielzahl an diagnostischen Ansatzmöglichkeiten. Häufig gibt sie Hinweise zu Konflikten, Ressourcen, Beziehungsproblemen, Ängsten, Hoffnungen und auch Lebensentwürfen, die wir manchmal erst in längeren Gesprächen herausgefunden hätten.

Wenn Sie sich als Nutzerin oder Nutzer dieses Kartensets der Tatsache bewusst sind, dass die Antworten und Satzergänzungen immer nur Ausgangspunkt für Hypothesen sein können, die Sie dann im Verlauf der Diagnostik und Therapie weiter erforschen, werden Sie feststellen, dass dieses Satzergänzungskartenset Ihre praktische Arbeit bereichert.

Mithilfe dieses Sets und seiner 180 Karten erhalten Sie häufig einen größeren und differenzierteren Einblick in die Sichtweise von Jugendlichen, als dies vielleicht mit einem klassischen Gespräch und nur in einer deutlich längeren Zeitspanne möglich wäre.

Danksagung

Wir bedanken uns ganz herzlich bei allen Menschen, die uns bei der Entwicklung, Testung und Optimierung dieses Satzergänzungskartensets unterstützt haben. Unser besonderer Dank gilt den zahlreichen kleinen und großen Tester:innen, die uns geholfen haben, das Set noch besser zu machen.

Hier nur eine kleine Auswahl der unzähligen Tester:innen: Alma, Nora, Jana, Mia, Clara, Josi, Vanessa, Katrin, Kristina, Anja, Verena, Sina, Claudia, Jochen und Svenja, Heide und Manfred, Barbara und Eike.

Besonders erwähnen möchten wir Hanna Lodder, die uns mit ihren vielen Anmerkungen und Verbesserungsvorschlägen geholfen hat, die Satzergänzungskarten zu optimieren.

Wir wünschen Ihnen und Ihren „Satzergänzer:innen“ ganz viel Spaß, Freude, Erfolg, therapeutischen Tiefgang und viele spannende Erkenntnisse!

Lippstadt und Mallorca,
Frühjahr 2024

Melanie Gräßer
und *Eike Hovermann*

1 Theoretischer Hintergrund

Der Satzergänzungstest selbst geht ursprünglich auf Hermann Ebbinghaus zurück. Dieser führte bereits 1896 mit Schulkindern eine Art Satzergänzungstest durch, um zu untersuchen, wie sich Ermüdung auf deren Leistungsfähigkeit auswirkt (Ebbinghaus, 1909). Die erstmalige Veröffentlichung eines Satzergänzungstests folgte erst über 50 Jahre später von Rotter und Rafferty (Rotter, 1950; Rotter & Rafferty, 1950). Ausgehend von dieser ersten Veröffentlichung gab es im Laufe der Zeit zahlreiche veränderte, angepasste oder auch weiterentwickelte Varianten.

Satzergänzungsverfahren werden in ganz unterschiedlichen Bereichen eingesetzt, beispielsweise im Sport oder in der Personalauswahl. In der Klinischen Psychologie finden sich publizierte Versionen des Satzergänzungstests zum Beispiel bei Derichs (1977) oder Rauchfleisch (2001), die in ihrer Länge und Thematik variieren. Eine offizielle Form für den Einsatz in der Diagnostik und Psychotherapie liegt bisher nicht vor.

Satzergänzungen gehören in die Gruppe der projektiven Verfahren, bei denen die Proband:innen zu mehrdeutigem Stimulusmaterial eigene freie Assoziationen bilden. Dabei handelt es sich um eine assoziative Methode, die nicht normiert ist und bei der mündlich oder schriftlich vorgelegte Satzanfänge so spontan wie möglich vervollständigt werden sollen. Die Stimulusvorlagen werden inhaltlich bewusst möglichst unbestimmt belassen, sodass die Proband:innen möglichst wenig Vorgaben und Anlehnungen an erwünschte Erwartungen haben. Durch diese fehlenden Vorgaben und Anlehnungen sind die Proband:innen eher geneigt, Informationen aus ihrer eigenen Erlebniswelt zu verwerten. Deshalb besteht die Erwartung, dass die Proband:innen ihre eigenen Emotionen und Motive in die Vorlage hineinprojizieren und diese offenlegen.

Die Grundidee der projektiven Verfahren liegt in der Tiefenpsychologie. Hier wird angenommen, dass sich in den freien Assoziationen der Proband:innen unter anderem die Inhalte niederschlagen, die dem Bewusstsein häufig nicht immer oder ohne Weiteres zugänglich sind (Dorsch, 2009; Fisseni, 1990).

In der testtheoretischen Fachwelt werden projektive Verfahren aufgrund ihrer zumeist fehlenden Informationen zu den Gütekriterien wie Normierung, Reliabilität, Stabilität und Validität eher kritisch gesehen (Allesch, 1991; Fisseni, 1990; Häcker, Leutner & Amelang, 1998). Allerdings erscheint „der aus diesen Gründen zu beobachtende Verzicht auf solche Verfahren [. . .] nicht gerechtfertigt, da projektive Verfahren Informationen liefern, die durch strukturierte Tests nicht zu gewinnen sind" (Leichner, 1983, S. 83). So weisen zum Beispiel Grawe und Grawe-Gerber (1999) darauf hin, dass gerade die offenen Formulierungen in projektiven Verfahren zu kreativen Antworten anregen. Dadurch können Vorstellungskraft, Ideenreichtum und Ausdrucksfähigkeit als Ressourcen genutzt werden, die für die Behandlungsmotivation und den Therapieerfolg eine wesentliche Rolle spielen (Grawe & Grawe-Gerber, 1999).

Das Leibniz-Institut für Psychologie (ZPID, 2023) unterteilt projektive Verfahren in seinem Verzeichnis für Testverfahren in folgende Untergruppen: Projektive Zeichentests, Projektive Spieltests, Projektive verbal-thematische Verfahren, Projektive Farbtests, Projektive Formdeuteverfahren, Graphologische Verfahren und Sonstige Projektive Verfahren. Satzergänzungen zählen hierbei zu den projektiven verbal-thematischen Verfahren.

Zusammenfassend sind Satzergänzungen ein projektives Verfahren, bei dem Proband:innen angefangene Sätze möglichst spontan vollenden sollen. Die vollendeten Satzanfänge werden nach Einstellungen oder Vorurteilen interpretiert. Satzergänzungsverfahren arbeiten mit der freien Assoziation und sind ein weit verbreitetes diagnostisches Instrument in der psychotherapeutischen Arbeit mit Kindern, Jugendlichen und Erwachsenen.

Literatur

Allesch, C. G. (1991). Über die Vorteile der Nachteile projektiver Techniken. *Diagnostica, 37*, 93–96.

Derichs, G. (1977). Satzergänzungsverfahren als Instrument des Intake. *Praxis der Kinderpsychologie und Kinderpsychiatrie, 26*, 142–149.

Ebbinghaus, H. (1909). *Abriss der Psychologie*. Berlin: De Gruyter. doi: 10.1515/9783112668061

Fisseni, H. J. (1990). *Lehrbuch der psychologischen Diagnostik*. Göttingen: Hogrefe.

Grawe, K. & Grawe-Gerber, M. (1999). Ressourcenaktivierung: Ein primäres Wirkprinzip der Psychotherapie. *Psychotherapeut, 44*, 63–73. doi: 10.1007/s002780050149

Häcker, H., Leutner, D. & Amelang, M. (Hrsg.). (1998). *Standards für pädagogisches und psychologisches Testen: Supplementum 1/1998 der »Diagnostica« und der »Zeitschrift für Differentielle und Diagnostische Psychologie«*. Göttingen: Hogrefe.

Häcker, H. O. & Stapf, K.-H. (Hrsg.). (2009). *Dorsch Psychologisches Wörterbuch* (15., überarbeitete und erweiterte Aufl.). Bern: Hans Huber.

Leibniz-Institut für Psychologie. (2023). *Verzeichnis Testverfahren. Kurznamen. Langnamen. Autoren. Testrezensionen* (29., aktualisierte Aufl.). Trier: Herausgeber. Verfügbar unter: https://psyndex.de/tests/testverzeichnisse/

Leichner, R. (1983). Diagnostik. In R. Asanger & G. Wenninger (Hrsg.), *Handwörterbuch der Psychologie* (3. Aufl.; S. 80–85). Weinheim: Beltz.

Rauchfleisch, U. (2001). *Kinderpsychologische Tests. Ein Kompendium für Kinderärzte* (3., überarbeitete und erweiterte Aufl.). Stuttgart: Georg Thieme. doi: 10.1055/b-0034-5336

Rotter, J. B. (1950). *The Rotter Incomplete Sentences Blank*. New York, NY: The Psychological Corporation.

Rotter, J. B. & Rafferty, J. E. (1950). *Manual: The Rotter Incomplete Sentences Blank. College Form*. New York, NY: The Psychological Corporation.

2 Anwendung von Satzergänzungen bei Jugendlichen

Bei einigen Proband:innen ist die Arbeit mit Satzergänzungen nicht so beliebt, weil sie mit viel Lese- und Schreibaufwand verbunden ist. Karten mit den Satzanfängen bieten hier eine attraktive und praktische Alternative zu klassischen Paper-Pencil-Verfahren. Die Satzergänzungen auf Karten können direkt im Gespräch mit Jugendlichen beantwortet werden und sind ideal geeignet, um schnell ins Gespräch zu kommen.

Dieses spezielle Kartenset baut auf vorhandenen Satzergänzungen auf. Bei der Entwicklung wurde besonders darauf geachtet, möglichst alle Lebensbereiche, viele Interessen, persönliche Fragestellungen und zeitgemäße Einflüsse von Jugendlichen zu berücksichtigen. Auch sprachlich sind die Satzanfänge an die Sprache von Jugendlichen angepasst.

Alter

Das empfohlene Alter für die Arbeit mit den Satzergänzungskarten liegt zwischen 12 und 18 Jahren. Natürlich kann das Kartenset auch bei Jugendlichen außerhalb dieses Altersbereiches eingesetzt werden. Achten Sie neben dem Lebensalter der Jugendlichen unbedingt auch immer auf deren Entwicklungsalter.

Setting

Das Kartenset ist für Gespräche zu zweit (zwischen Jugendlicher oder Jugendlichem und anwendender Person) im Einzelsetting konzipiert. Möglich sind aber auch Varianten mit mehreren Jugendlichen oder anderen Gruppenkonstellationen (siehe Kapitel 4).

Anwendungsbereiche

Die Satzergänzungskarten lassen sich bei der Arbeit mit Jugendlichen in der klassischen Psychotherapie im ambulanten und stationären Bereich einsetzen. Darüber hinaus ist das Kartenset für Beratungsstellen, Einrichtungen der Jugendhilfe und Jugendsozialarbeit, Kinder- und Jugendpsychiatrien, schulpsychologische Dienste und viele weitere Einzel- und Gruppenkontexte, wie beispielsweise Trauergruppen, geeignet.

Indikation und Kontraindikation

Im eigentlichen Sinne bestehen keine Kontraindikationen. Die Satzergänzungskarten sind prinzipiell mit jeder und jedem Jugendlichen nutzbar. Natürlich gilt es, wie in Ihrer sonstigen Arbeit auch, besonders sensibel für bestimmte Themen, beispielsweise bei traumatisierten Jugendlichen, zu sein. Falls Sie unsicher sind, ob der Einsatz der Satzergänzungen sinnvoll ist, lassen Sie Ihr (therapeutisches) Gespür und Ihre Erfahrung entscheiden.

Berücksichtigung möglicher Auslösereize

Beachten Sie, dass einige Satzergänzungen mögliche Auslösereize enthalten können. Seien Sie bei entsprechend betroffenen Jugendlichen besonders aufmerksam und prüfen Sie ggf. vorab die Satzanfänge in Tabelle 1 auf mögliche Trigger bzw. Auslösereize. Sortieren Sie solche Satzanfänge vorher aus.

Wenn Sie feststellen, dass es einer oder einem Jugendlichen sehr schlecht geht oder sie bzw. er suizidal ist, sollten Sie vor der weiteren Arbeit mit den Satzergänzungen eine psychiatrische Abklärung oder, bei akuter Suizidalität, ggf. eine stationäre Behandlung einleiten. Sollten Sie nicht psychotherapeutisch ausgebildet sein, holen Sie sich Hilfe von entsprechenden Fachleuten. Nutzen Sie das Kartenset nur, wenn Sie von dem (therapeutischen) Nutzen und Informationsgewinn überzeugt sind.

Empfehlungen bei eingeschränkter Lesekompetenz

Holen Sie die Jugendlichen generell immer bei deren jeweiligem Kenntnis- und Entwicklungsstand ab, um Scham und daraus resultierende Verweigerungen, albernes Verhalten, Aggressivität oder Rückzug zu vermeiden.

Bei folgenden Gruppen sollten Sie zudem weitere Punkte beachten:

- Jugendliche mit Schwierigkeiten beim Lesen und/oder einer Lese-Rechtschreibstörung
- Jugendliche, die (noch) nicht lesen können
- Jugendliche, deren Muttersprache nicht Deutsch ist

Wenn Sie das Kartenset in diesen Gruppen anwenden, haben sich in der Praxis folgende Dinge bewährt:

- Lesen Sie bei vorhandener, aber schlechter Lesekompetenz, abwechselnd vor.
- Teilen Sie das Vorlesen auf: Lesen Sie beispielsweise längere und die oder der Jugendliche kürzere Satzanfänge vor.
- Wenn Jugendliche (noch) nicht lesen können, übernehmen Sie selbst, andere Personen aus der Gruppe oder die Eltern bzw. Bezugspersonen das Vorlesen. Lassen Sie die Jugendliche oder den Jugendlichen selbst aussuchen, wer vorlesen soll.
- Wenn die Muttersprache nicht Deutsch ist, vergewissern Sie sich, ob Wortbedeutungen und der Sinn der Satzanfänge richtig erfasst werden.

Merke

Wichtig ist, dass die Jugendlichen den Spaß nicht verlieren (weil zum Beispiel das Vorlesen so viel Zeit in Anspruch nimmt). Bleiben Sie spontan und variieren Sie notfalls. Lassen Sie Ihr (therapeutisches) Gespür entscheiden.

3 Beschreibung der Karten

Das Kartenset enthält 180 nummerierte Karten mit Satzanfängen aus 17 Kategorien. Auf der Vorderseite der Karte finden Sie den jeweiligen Satzanfang, auf der Rückseite die dazugehörige Nummer.

Kategorien

Im Folgenden erhalten Sie einen Überblick über die 17 Kategorien mit Nummern, Beschreibung und jeweils zwei Musterkarten pro Kategorie.

Familie und Herkunft (Karten 1 bis 10). Satzergänzungen rund um die eigene Familie, Bezugspersonen und Heimat. Durch die Satzanfänge gelingt häufig ein schneller Einstieg und Überblick in das familiäre Bezugssystem, die Herkunft und die Vorstellung der Jugendlichen über (ihr) Zuhause.

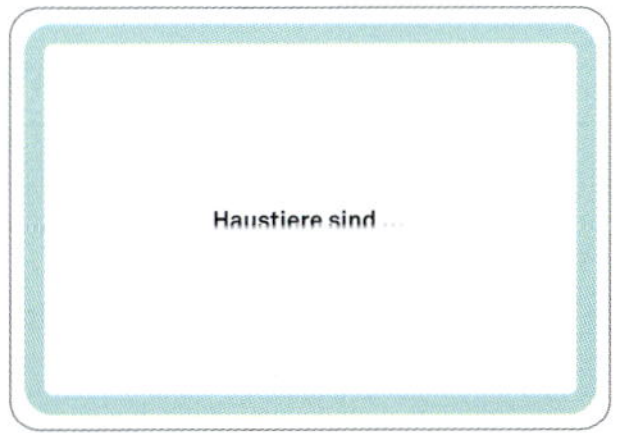

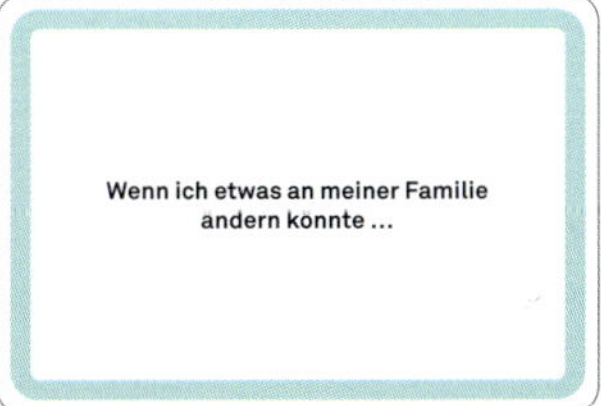

Entwicklung (Karten 11 bis 24). Satzergänzungen zur Entwicklung der Jugendlichen. Die Bandbreite reicht von kleinen Ereignissen bis hin zu möglicherweise schwierigen Erfahrungen, wie zum Beispiel mit Trauer, Tod oder Verlust. Die Auswahl an lebensgeschichtlichen Satzanfängen provoziert häufig sehr spannende Satzergänzungen.

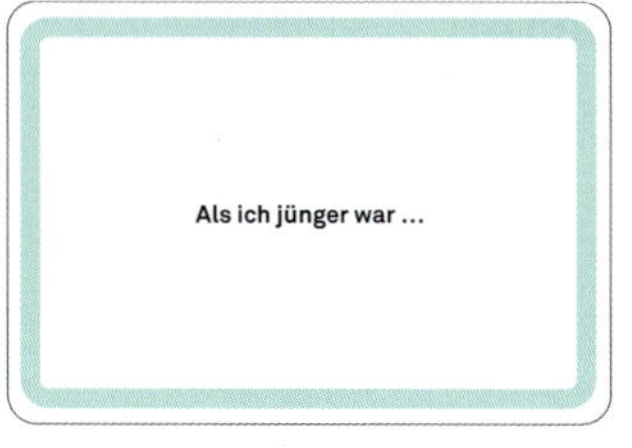

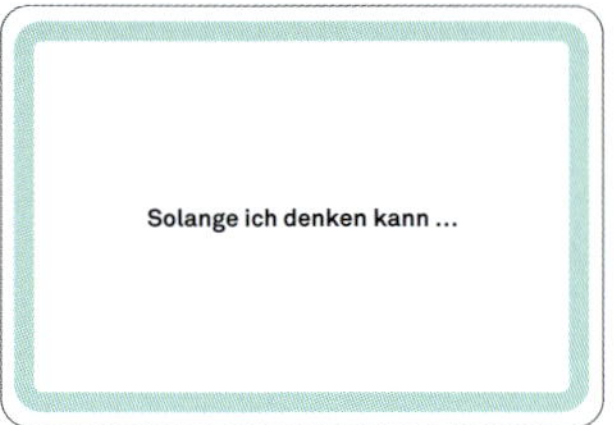

Freund:innen und Bekannte (Karten 25 bis 31). Satzergänzungen zu Freund:innen und Bekannten der Jugendlichen. Dadurch kann das persönliche Umfeld der Jugendlichen thematisiert werden.

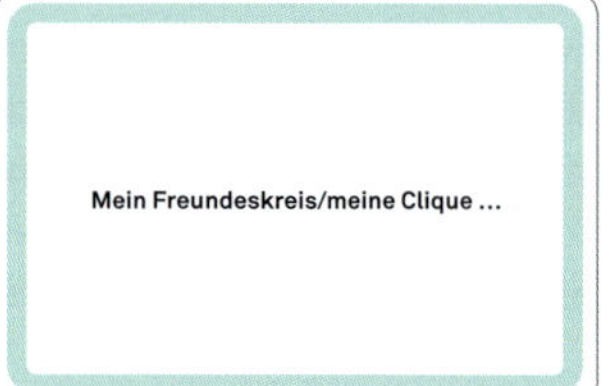

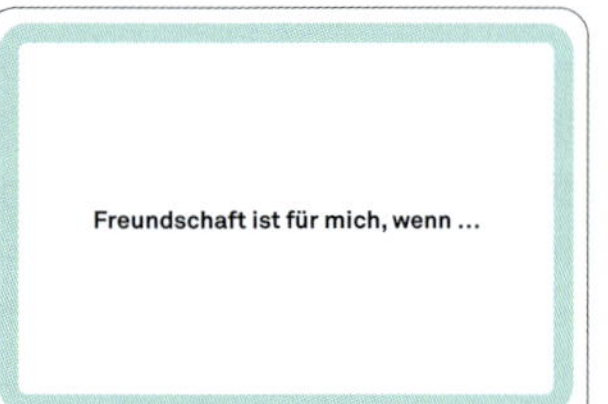

Liebe und Identität (Karten 32 bis 41). Satzergänzungen zur eigenen Rolle und eigenen geschlechtlichen Identität der Jugendlichen. Damit verbunden sind die Themen Partnerschaft und Sexualität.

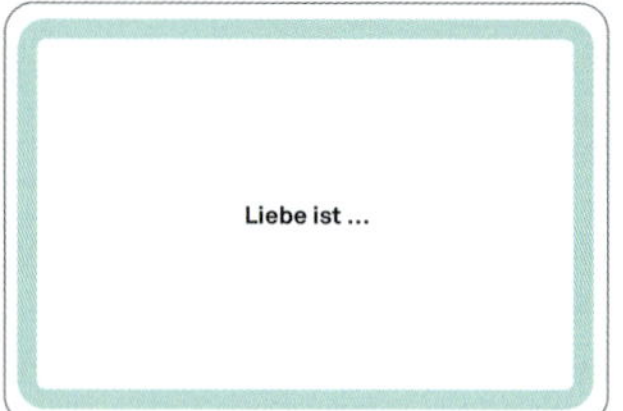

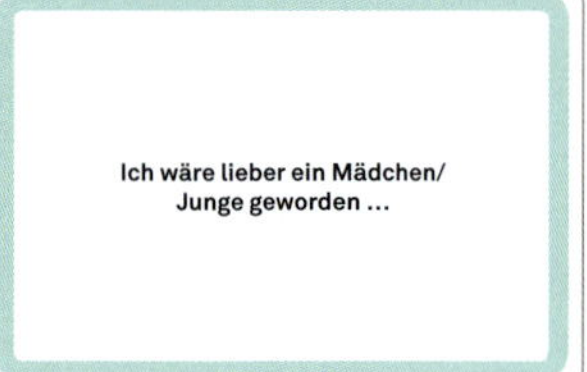

Ressourcen (Karten 42 bis 53). Satzergänzungen zu Copingstrategien und Ressourcen der Jugendlichen. Mit diesen wichtigen Satzanfängen werden relevante Fragestellungen und erste mögliche Ansatzpunkte für die spätere (therapeutische) Arbeit entdeckt.

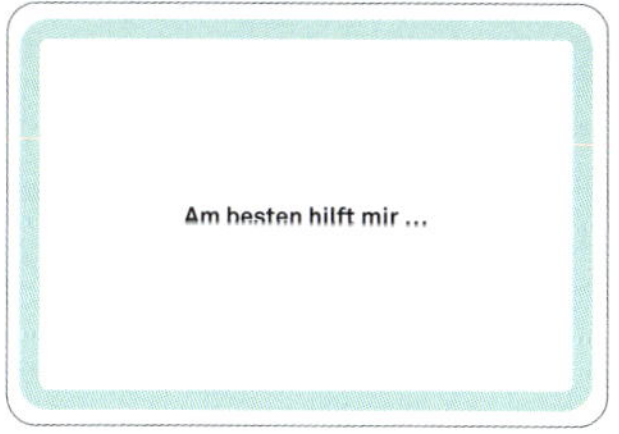

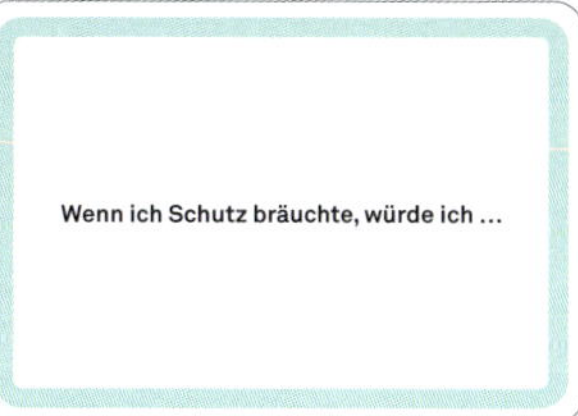

Vorbilder (Karten 54 bis 57). Satzergänzungen zu Vorbildern und Modellen der Jugendlichen. Mit diesen Satzanfängen erfahren Sie häufig schon viel über die Träume und Wünsche der Jugendlichen. Vorbilder und Modelle lassen sich im therapeutischen Kontext oft auch gut als „Helfer:innenfiguren“ nutzen.

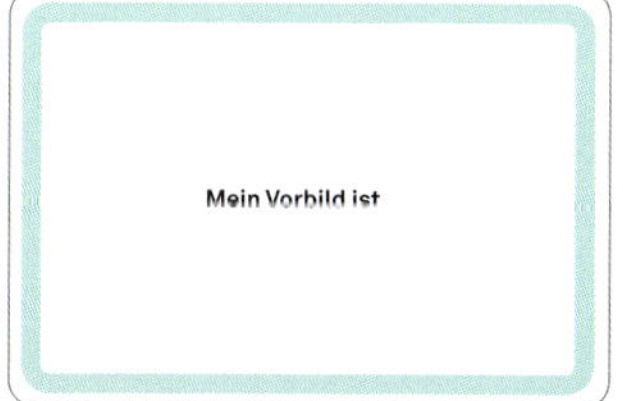

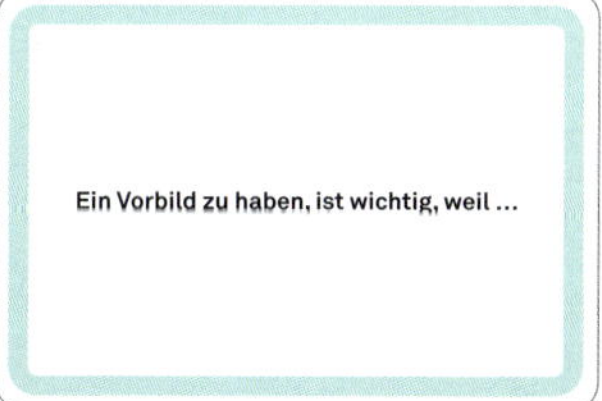

Schule, Ausbildung und Arbeit (Karten 58 bis 70). Satzergänzungen zum Bereich Schule, Ausbildung oder Arbeit, der in der Regel einen wesentlichen Teil des Lebens von Jugendlichen ausmacht. Durch diese Satzanfänge bekommen Sie schnell einen guten Einblick in die Einstellungen und das Verhältnis der Jugendlichen zur Schule oder Arbeit und können deren berufliche Wünsche ergründen.

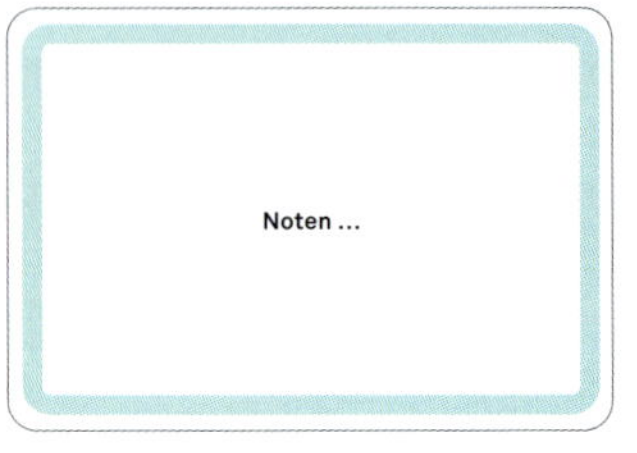

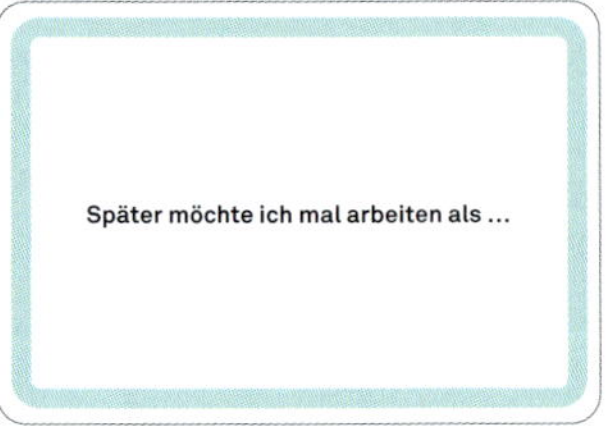

Über mich (Karten 71 bis 87). Explizite und spezifische Satzergänzungen zur oder zum Jugendlichen selbst. Die zahlreichen Satzanfänge, die vom Lieblingsessen bis zu Selbsteinschätzungen reichen, ermöglichen einen tiefen Einblick in die Gedanken- und Gefühlswelt der Jugendlichen.

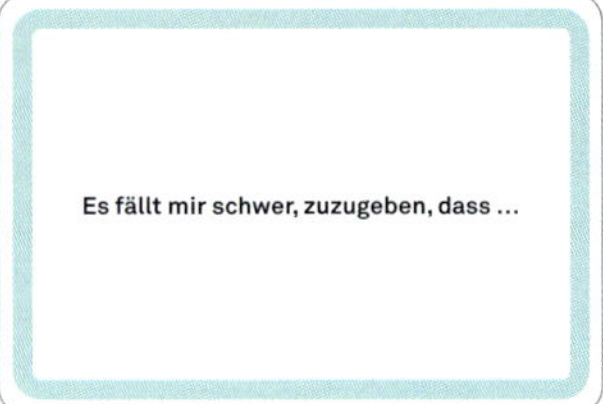

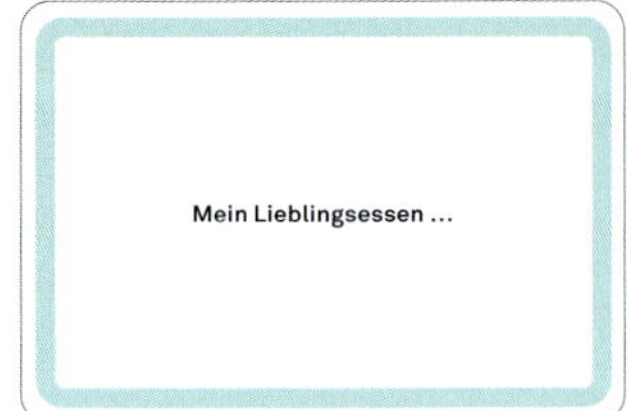

Freizeit und Hobbys (Karten 88 bis 95). Satzergänzungen rund um die Freizeitaktivitäten und Hobbys der Jugendlichen.

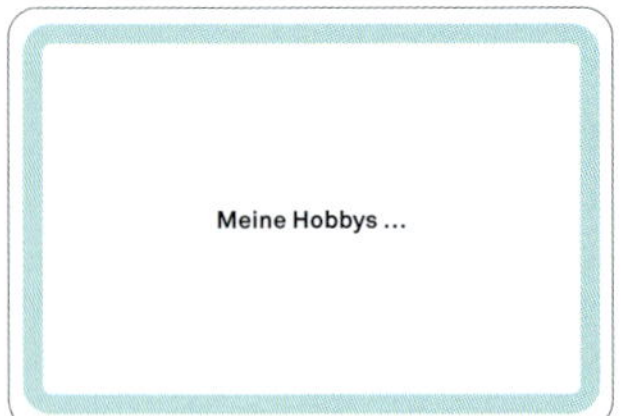

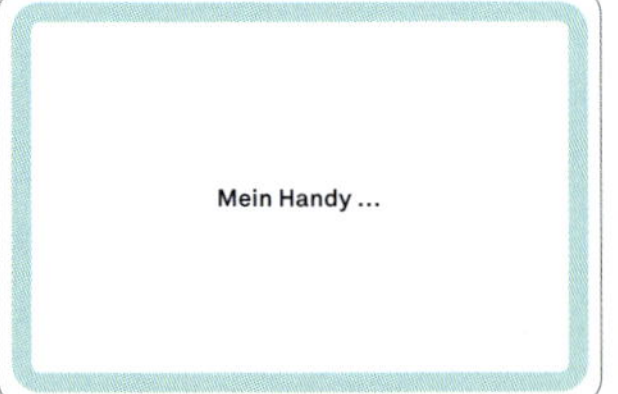

Wünsche und Ziele (Karten 96 bis 107). Satzergänzungen zu Wünschen, Zielen und Träumen der Jugendlichen. Dadurch erhalten

Sie sowohl Einblicke in die Träume der Jugendlichen selbst aber auch in die Wünsche anderer Personen an die Jugendlichen.

Ich wünsche mir …

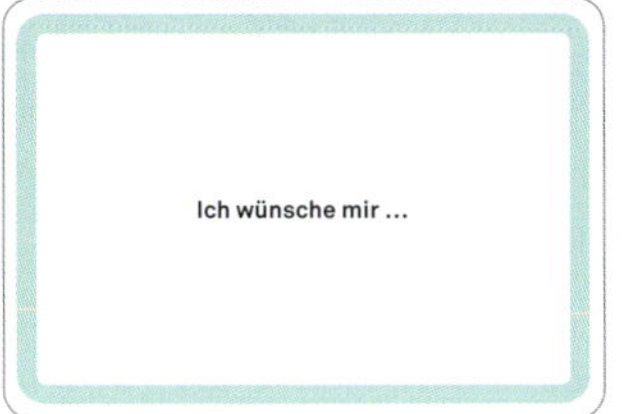

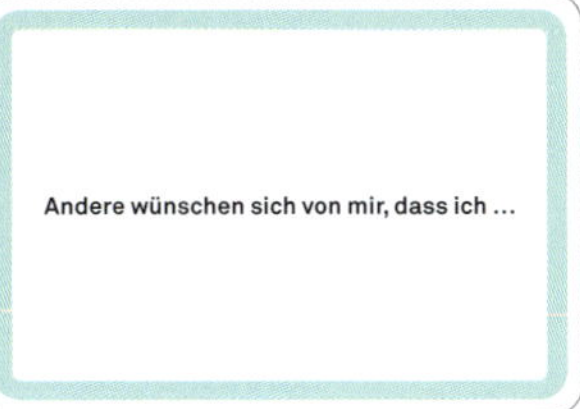

Geld und materielle Dinge (Karten 108 bis 111). Satzergänzungen zur Einstellung der Jugendlichen zu materiellen Dingen und zu ihrem Umgang mit Geld.

Mein Taschengeld …

Wenn ich im Lotto gewinnen würde,
würde ich …

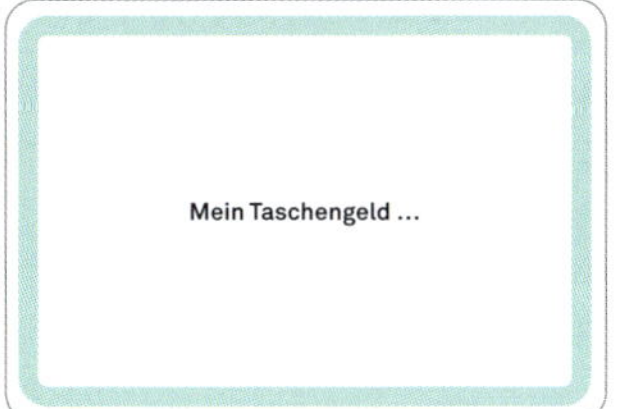

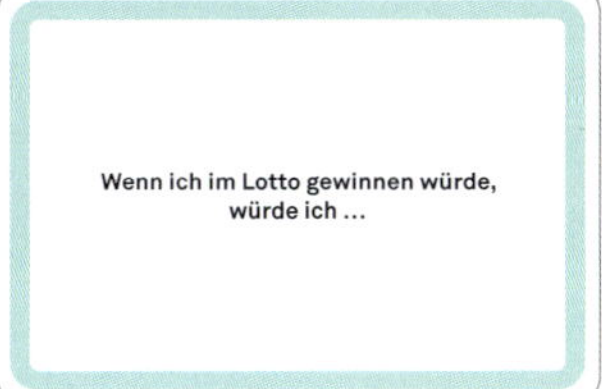

Gesundheit (Karten 112 bis 126). Satzergänzungen, die indirekt die körperliche und psychische Gesundheit der Jugendlichen aufgreifen. Mit diesen wichtigen Satzanfängen gelingt oft schnell ein umfassender Einstieg in das Thema Gesundheit und Krankheit.

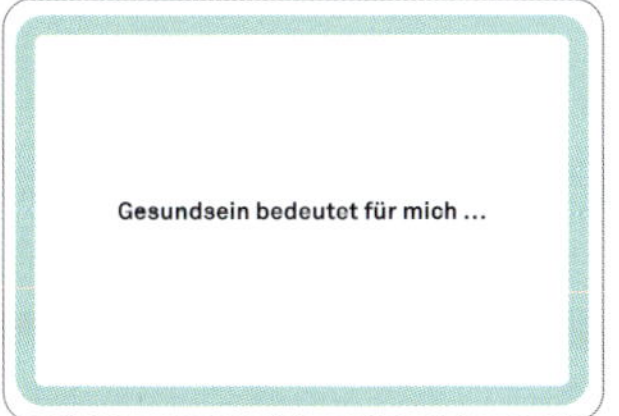

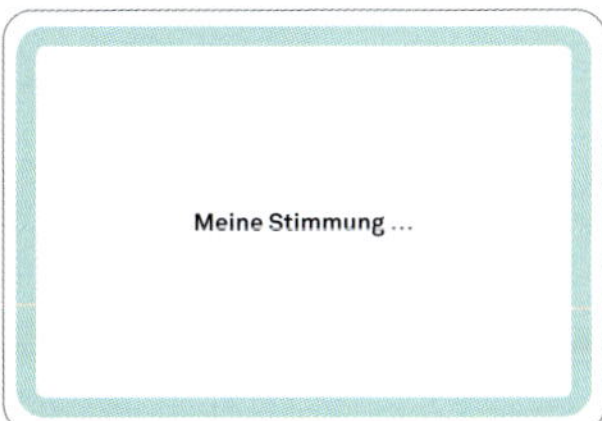

Gedanken (Karten 127 bis 131). Satzergänzungen durch die Sie schnell und tief in die Gedankenwelt der Jugendlichen eintauchen können.

Meine Gedanken kreisen oft um ...

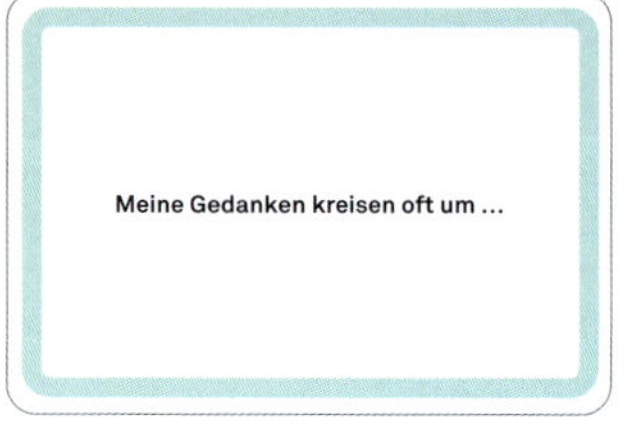

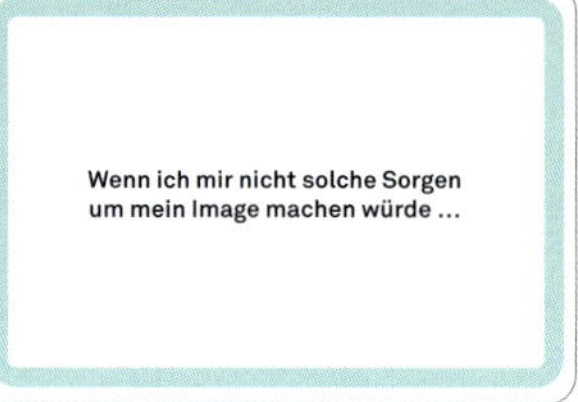

Gefühle (Karten 132 bis 154). Satzergänzungen zu den Gefühlen der Jugendlichen. Diese Satzanfänge ermöglichen einen umfassenden und tiefen Einblick in die Gefühlswelt, wodurch ein schneller Einstieg in die Gefühlsarbeit gelingt.

Ich ärgere mich über ...

Ich finde es voll cool, wenn ...

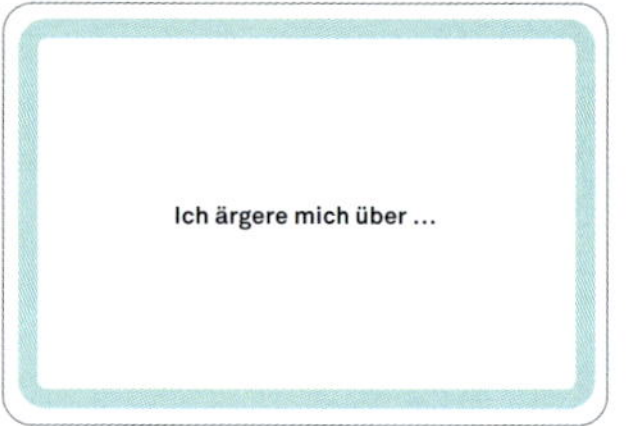

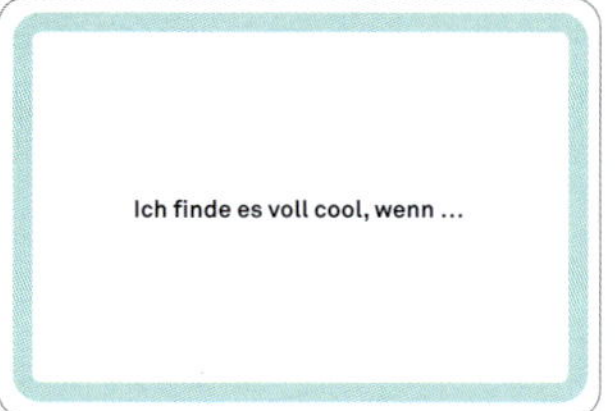

Körper (Karten 155 bis 164). Körperorientierte Satzergänzungen, mit denen Sie mit Jugendlichen schnell in die Körperarbeit einsteigen können.

Mein Gesicht ...

Mein Körper zeigt mir,
wenn es mir nicht gut geht,
indem er ...

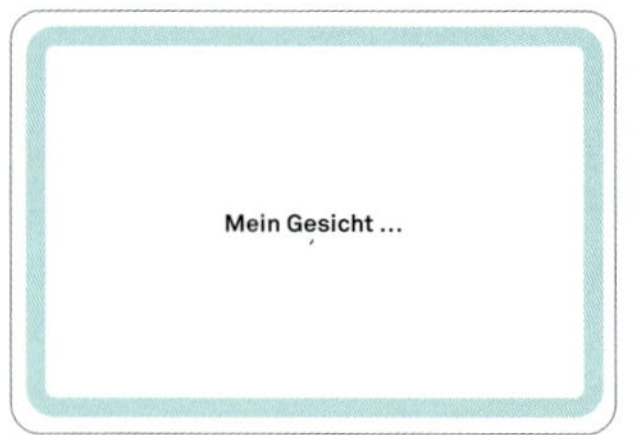

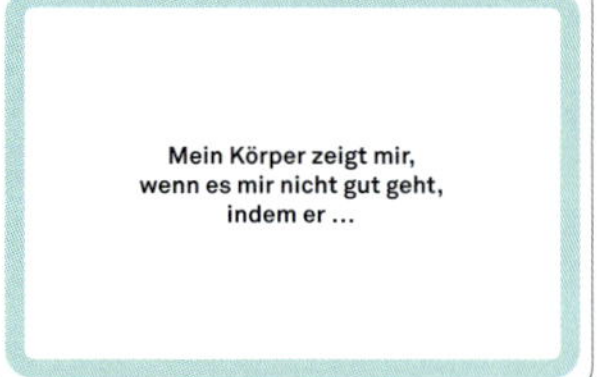

Geheimnisse (Karten 165 bis 168). Einige wenige, aber wichtige Satzergänzungen zu Geheimnissen der Jugendlichen. Dadurch können diese ihre Geheimnisse los werden, um ihr Gewissen zu erleichtern, oder sich Ihnen noch mehr anvertrauen.

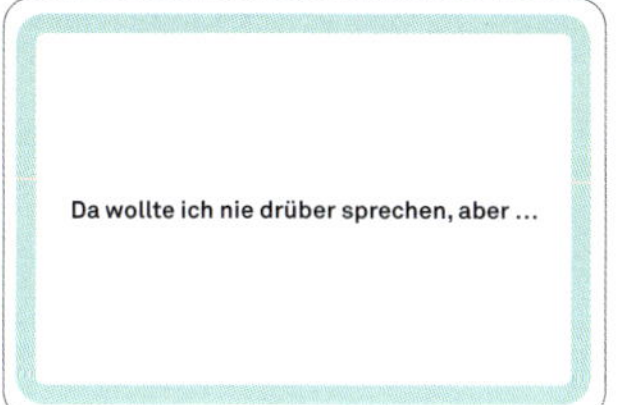

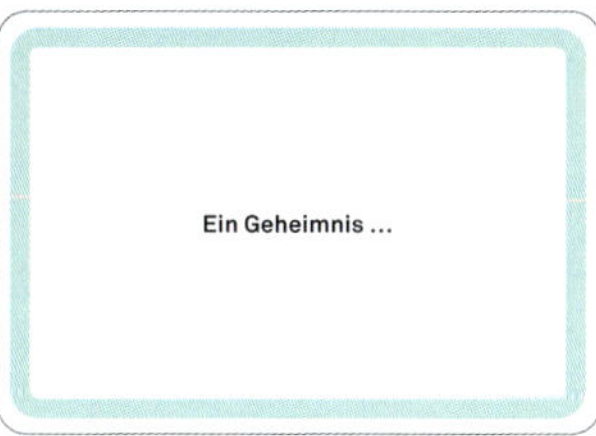

Glaubenssätze und Werte (Karten 169 bis 180). Satzanfänge zu bereits erlernten Glaubenssätzen, Werten und Meinungen der Jugendlichen.

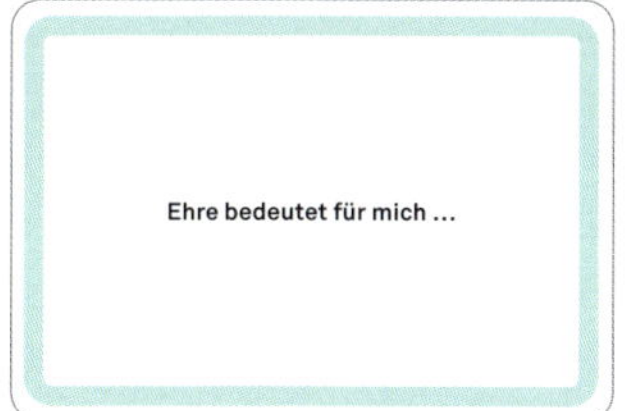

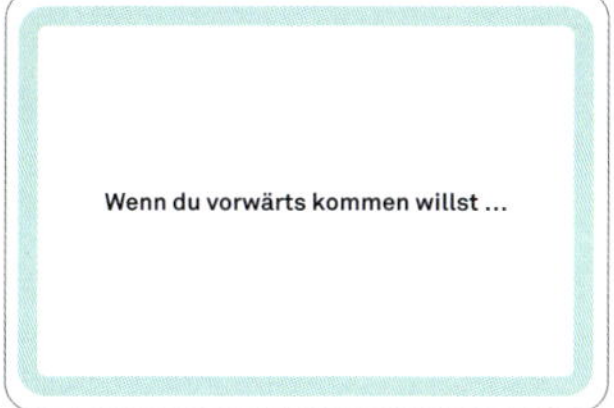

Karten

Für die Arbeit mit dem Kartenset sind in Tabelle 1 alle 180 Satzanfänge mit Nummer und Kategorie aufgeführt. So können Sie schnell und gezielt bestimmte Satzanfänge heraussuchen oder auch aussortieren.

Tabelle 1: Übersicht über alle Satzanfänge sortiert nach Kategorien und Nummern

Kategorie	Satzanfang mit Nummer
Familie und Herkunft	1. Meine Mutter ...
	2. Mein Vater ...
	3. Meine Schwester/mein Bruder ...
	4. Meine Oma/mein Opa ...
	5. Meine Verwandten ...
	6. Meine Eltern würden über mich sagen, dass ...
	7. Von meinen Eltern hätte ich mir gewünscht, dass ...
	8. Wenn ich etwas an meiner Familie ändern könnte ...
	9. Mein Zuhause ist ...
	10. Haustiere sind ...
Entwicklung	11. Als ich jünger war ...
	12. Im Vergleich zu anderen Jugendlichen bin ich ...
	13. Besonders toll in meinem bisherigen Leben war für mich ...
	14. Besonders blöd in meinem bisherigen Leben war für mich ...
	15. Besonders traurig in meinem bisherigen Leben war für mich ...
	16. Das habe ich schon alles gelernt ...
	17. Der Film über mein Leben würde heißen ...
	18. Wenn ich nochmal neu starten könnte, würde ich ...
	19. Ich könnte niemals verzeihen ...
	20. Der Tod ...
	21. Andere tun mir weh, indem sie ...
	22. Mein Geburtstag ...

Tabelle 1: Fortsetzung

Kategorie	Satzanfang mit Nummer
	23. Solange ich denken kann ... 24. Das schönste Geschenk, das ich jemals bekommen habe ...
Freund:innen und Bekannte	25. Mein Freundeskreis/meine Clique ... 26. Meine beste Freundin oder mein bester Freund ... 27. Andere Jugendliche, die mich (nicht) gut kennen, sagen dass ich ... 28. Meine größte Feindin oder mein größter Feind ... 29. Freundschaft ist für mich, wenn ... 30. Wenn ich woanders übernachte ... 31. Am meisten Spaß habe ich mit ...
Liebe und Identität	32. Mädchen/Frauen ... 33. Jungen/Männer ... 34. Homosexualität ... 35. Liebe ist ... 36. Ich hätte gerne eine feste Freundin oder einen festen Freund, weil ... 37. Eine feste Freundschaft sollte ... 38. Ich würde mich trennen, wenn ... 39. Ich wäre lieber ein Mädchen/Junge geworden ... 40. So wie ich bin, bin ich ... 41. In meinem Körper fühle ich mich ...
Ressourcen	42. Am wohlsten fühle ich mich ... 43. Besonders gut chillen kann ich, wenn ... 44. Wenn ich Hilfe bräuchte, würde ich ... 45. Am besten hilft mir ... 46. Andere finden, dass ich ...

Tabelle 1: Fortsetzung

Kategorie	Satzanfang mit Nummer
	47. Ich bin so richtig zufrieden, wenn ...
	48. Wenn ich Schutz bräuchte, würde ich ...
	49. Wenn mich jemand angreift, dann ...
	50. Um glücklich zu sein ...
	51. Ich bin dankbar für ...
	52. Ich weiß, was ich anders machen müsste, aber ...
	53. Wenn ich mir eine Superkraft wünschen könnte, wäre das ...
Vorbilder	54. Mein Vorbild ist ...
	55. Ich wäre gerne wie ...
	56. Ein Vorbild zu haben, ist wichtig, weil ...
	57. Wenn ich eine Superheldin oder ein Superheld wäre, wäre ich ...
Schule, Ausbildung und Arbeit	58. In der Schule ...
	59. Ich gehe (nicht) gerne in die Schule/Arbeit, weil ...
	60. In der Pause ...
	61. Noten ...
	62. Hausaufgaben sind ...
	63. Auf meinem Schulweg/Arbeitsweg ...
	64. Meine Lieblingsfächer sind ...
	65. In der Schule/Ausbildung/Arbeit fällt mir leicht/schwer ...
	66. Die Lehrerinnen und Lehrer/Vorgesetzten sagen über mich ...
	67. In der Ausbildung ...
	68. Später möchte ich mal arbeiten als ...

Tabelle 1: Fortsetzung

Kategorie	Satzanfang mit Nummer
	69. Meine Klassenkameradinnen und Klassenkameraden/Kolleginnen und Kollegen ...
	70. Wenn wir einen Ausflug oder eine Klassenfahrt machen ...
Über mich	71. Ich bin ...
	72. Am liebsten mag ich ...
	73. Ich mag nicht, wenn andere ...
	74. Ich kann (nicht) gut verzichten auf ...
	75. Ich bin (nicht) gerne allein, weil ...
	76. Es fällt mir schwer, zuzugeben, dass ...
	77. An mir selbst stört mich ...
	78. Mein Lieblingsessen ...
	79. Ich esse gar nicht gerne ...
	80. Mein Lieblingsbuch, mein Lieblingsfilm oder meine Lieblingsserie ...
	81. Ich kann richtig gut ...
	82. Ich kann gar nicht gut ...
	83. Wenn ich etwas an mir ändern könnte, dann wäre das ...
	84. An mir selbst mag ich ...
	85. Ich würde alles tun für ...
	86. Wenn ich ein Tier wäre, dann ...
	87. Auf eine einsame Insel würde ich mitnehmen ...
Freizeit und Hobbys	88. Ich spiele gerne ...
	89. Draußen ...
	90. Meine Hobbys ...

Tabelle 1: Fortsetzung

Kategorie	Satzanfang mit Nummer
	91. Am Wochenende ... 92. In den Ferien ... 93. In meiner Freizeit ... 94. Nach der Schule/Arbeit mache ich am liebsten ... 95. Mein Handy ...
Wünsche und Ziele	96. Wenn ich volljährig bin ... 97. Ich wünsche mir ... 98. Das wünsche ich mir, traue es mich aber nicht zu sagen oder zu tun ... 99. Ich traue mich nicht ... 100. Das Schönste, was passieren könnte ... 101. In der Zukunft ... 102. Wenn ich unsichtbar wäre ... 103. Ich war noch niemals ... 104. Was ich wirklich gerne können würde, ist ... 105. Wenn ich zaubern könnte ... 106. Wenn heute Nacht ein Wunder geschehen würde, würde ich das merken an ... 107. Andere wünschen sich von mir, dass ich ...
Geld und materielle Dinge	108. Mein Taschengeld ... 109. Mit meinem selbstverdienten Geld würde ich gerne ... 110. Wenn ich im Lotto gewinnen würde, würde ich ... 111. Ein Nebenjob ...
Gesundheit	112. Gesundsein bedeutet für mich ... 113. Für meine Gesundheit tue ich ... 114. Meistens schlafe ich ...

Tabelle 1: Fortsetzung

Kategorie	Satzanfang mit Nummer
	115. Meine Träume ...
	116. Zu Ärztinnen oder Ärzten gehe ich ...
	117. Im Krankenhaus ...
	118. (Psycho-)Therapie ...
	119. Meine Therapeutin oder mein Therapeut ...
	120. Alkohol ...
	121. Drogen ...
	122. Ich bin süchtig nach ...
	123. Psychisch fühle ich mich ...
	124. Meine Stimmung ...
	125. Ich finde, ich bin völlig normal, weil ...
	126. Ich bin anders als andere, weil ...
Gedanken	127. Wenn ich nicht einschlafen kann, dann ...
	128. Meine Gedanken kreisen oft um ...
	129. Das einzig Dumme ist ...
	130. Wenn ich mir nicht solche Sorgen um mein Image machen würde ...
	131. Wenn ich kritisiert werde ...
Gefühle	132. Wenn ich wütend bin ...
	133. Ich bin richtig stolz auf ...
	134. Ich ärgere mich über ...
	135. Ich schäme mich für ...
	136. Ich bin neidisch auf ...
	137. Ich finde es peinlich, wenn ...
	138. Manchmal habe ich Angst vor ...
	139. Im Dunkeln ...
	140. Ich fühle mich hilflos, wenn ...
	141. Ich bin froh ...

Tabelle 1: Fortsetzung

Kategorie	Satzanfang mit Nummer
	142. Das Schlimmste, was passieren könnte, wäre ...
	143. Ich finde es voll cool, wenn ...
	144. Ich ekele mich vor ...
	145. Ich vermisse ...
	146. Ich bin traurig ...
	147. Ich hasse ...
	148. Ich liebe ...
	149. Ich könnte ausrasten, wenn ...
	150. Ich mag es gar nicht, wenn ...
	151. Es tut mir schrecklich leid ...
	152. Ich fühle mich schuldig ...
	153. Ich weine ...
	154. Ich bereue ...
Körper	155. Mein Gesicht ...
	156. Mein Kopf ...
	157. Meine Haare ...
	158. Meine Beine ...
	159. Mein Bauch ...
	160. Meine Hände ...
	161. An mir gefällt mir ...
	162. An meinem Körper mag ich nicht ...
	163. Mein Körper zeigt mir, wenn es mir nicht gut geht, indem er ...
	164. Mein Gewicht ...

Tabelle 1: Fortsetzung

Kategorie	Satzanfang mit Nummer
Geheimnisse	165. Etwas, was ich nicht weitersagen soll ...
	166. Da wollte ich nie drüber sprechen, aber ...
	167. Ein Geheimnis ...
	168. Ich habe noch nie jemandem erzählt, dass ...
Glaubenssätze und Werte	169. Stark/schwach ist, wer ...
	170. Meine Meinung ...
	171. Ehre bedeutet für mich ...
	172. Es wäre schön, wenn alle ...
	173. Das Wichtigste im Leben ist ...
	174. Ich glaube an ...
	175. Ich glaube (nicht) an das Schicksal, weil ...
	176. Politik finde ich ...
	177. Wenn du vorwärts kommen willst ...
	178. Mein Motto ist ...
	179. Menschen, die gläubig sind ...
	180. Ich kann ... nicht ausstehen, weil ...

4 Die Arbeit mit Satzergänzungen im Einzel- und Gruppensetting

Die Satzergänzungen für Jugendliche können in unterschiedlichen Varianten sowohl im Zweiergespräch als auch in der Gruppe genutzt werden. Dadurch ist der Einsatz sehr flexibel.

4.1 Rahmenbedingungen für die Arbeit mit Satzergänzungen

In den „Internationalen Richtlinien für die Testanwendung" der International Test Commission aus dem Jahre 2001[1] finden sich eine Vielzahl von Richtlinien für die fachgerechte Testanwendung. Auch wenn es sich bei dem Kartenset nicht um einen normierten Test handelt, sollten Sie bei der Anwendung einige Punkte aus den Richtlinien berücksichtigen:

- Klären Sie alle beteiligten Personen (beispielsweise auch Bezugspersonen) rechtzeitig über den Einsatz und Zweck der Satzergänzungen auf.
- Stellen Sie die Freiwilligkeit der Durchführung klar.
- Verhalten Sie sich so, dass eine mögliche Testängstlichkeit reduziert und eine „testfreundliche Umgebung" geschaffen wird.
- Falls die Jugendlichen die Satzanfänge nicht selbst lesen, achten Sie darauf, diese laut genug und deutlich vorzulesen.
- Stellen Sie sicher, dass die oder der Jugendliche den Sinn der Satzergänzung verstanden hat. Fragen Sie im Zweifelsfall nach.

1 International Test Commission. (2001). Internationale Richtlinien für die Testanwendung: Version 2000 – Deutsche Fassung. Verfügbar unter: https://www.intestcom.org/files/guideline_test_use_german.pdf

Einer der wichtigsten Punkte ist, dass die Durchführung in einer entspannten, ruhigen, vielleicht sogar spielerischen Atmosphäre ohne Leistungsdruck erfolgt. Dafür kann es auch hilfreich sein, wenn Sie bei der Arbeit mit dem Kartenset gezielt die Kreativität ansprechen (z. B. „der Kreativität freien Lauf lassen") oder diese als „Spiel" bezeichnen, bei dem es um Fantasie und Kreativität geht. Stellen Sie auf jeden Fall klar, dass es bei der Ergänzung der Sätze keine „richtigen" und „falschen" oder „guten" und „schlechten" Antworten gibt. Betonen Sie außerdem, dass keine „Noten", wie in der Schule oder Ausbildung, vergeben, und dass die Antworten nicht bewertet werden.

Umgang mit nicht zutreffenden Satzergänzungen

Natürlich kann es vorkommen, dass der ein oder andere Satzanfang nicht auf die Jugendliche oder den Jugendlichen zutrifft und deshalb keine eigene Satzergänzung formuliert werden kann (z. B. wenn Jugendliche keine Schule besuchen). In solchen Fällen haben Sie mehrere Möglichkeiten:

- Sie können nicht zutreffende Satzergänzungen generell vorher aussortieren.
- Falls Sie die Satzanfänge vorlesen, können Sie die betroffenen Satzanfänge überspringen.
- Sie können der oder dem Jugendlichen sagen, dass sie oder er diese Satzergänzung nicht beantworten muss, weil sie nicht auf sie oder ihn zutrifft.
- Sie können die Jugendliche oder den Jugendlichen bitten, die Satzergänzung so zu beantworten, wie es wohl die meisten anderen oder eine bestimmte andere Person (z. B. Mutter, Vater, eine bereits verstorbene Person etc.) tun würden.
- Sie können die Jugendliche oder den Jugendlichen bitten, frei zu assoziieren („Sag einfach, was du denkst.").

Durchführungszeit

Überlegen Sie vor dem Einsatz des Kartensets, wie viel Zeit Sie für die Satzergänzungen verwenden möchten bzw. wie viel Zeit Ihnen dafür zur Verfügung steht.

Wenn Sie alle 180 Satzergänzungen in einem normalen Tempo bearbeiten, sollte eine Therapiestunde (ca. 50 Minuten) ausreichend sein. Falls Sie feststellen, dass Sie einzelne Punkte länger besprechen möchten oder die oder der Jugendliche länger über die Antworten nachdenken möchte, können Sie die Satzergänzungen natürlich auf mehrere Stunden aufteilen. Haben Sie weniger Zeit, können Sie vorab Karten (z. B. einer bestimmten Kategorie) auswählen, die Sie bearbeiten möchten. Lassen Sie hier Ihre Erfahrungen und Ihr (therapeutisches) Gespür entscheiden und berücksichtigen Sie die individuellen Voraussetzungen der Jugendlichen. Es kann auch vorkommen, dass Sie für das gesamte Satzergänzungsset nur 15 bis 20 Minuten benötigen.

4.2 Durchführungsvarianten

Die Arbeit mit dem Kartenset lässt sich flexibel gestalten. Neben der klassischen Variante zeigen wir Ihnen weitere Möglichkeiten, durch die Sie die Nutzung an individuelle Voraussetzungen anpassen können. Das Vorgehen orientiert sich bei allen Varianten an der klassischen Durchführungsmethode, die im Folgenden beschrieben wird.

Die klassische Variante

Um ganz klassisch mit den Satzergänzungen zu arbeiten, hat sich folgendes Vorgehen bewährt:

1. Legen Sie die Satzergänzungskarten in nummerierter Reihenfolge (beginnend bei 1) mit der Rückseite nach oben auf den Tisch oder Boden.
2. Lassen Sie die erste Karte des Stapels von der oder dem Jugendlichen umdrehen, vorlesen und den Satz ergänzen.
3. Schreiben Sie die Antwort in Ihre „Version für Anwender:innen" (siehe Kapitel 5), damit Sie diese später für die weitere Arbeit und Ihre Akten zur Hand haben.
4. Sollte die oder der Jugendliche (noch) nicht (so gut) lesen können, können Sie das Vorlesen übernehmen oder sich beim Vorlesen abwechseln (siehe Kapitel 2).

5. Wiederholen Sie diese Schritte, bis alle Karten bearbeitet wurden.
6. Beglückwünschen Sie die oder den Jugendlichen zur erfolgreichen Beantwortung der Satzergänzungen.

Die klassische Variante mit speziell ausgewählten Kategorien

Eine Alternative der klassischen Variante ist es, vor dem Einsatz die Kategorie(n) auszuwählen, die Sie mit der oder dem Jugendlichen bearbeiten möchten. Wählen Sie die entsprechenden Karten in diesem Fall vorab aus und legen Sie diese ebenfalls mit der Rückseite nach oben in nummerierter Reihenfolge (beginnend mit der kleinsten Nummer) auf den Tisch oder Boden. So ist es für Sie leichter die entsprechenden Antworten zu notieren (siehe Kapitel 5). Gehen Sie anschließend wie bei der klassischen Variante beschrieben vor.

Empfehlung für die Auswahl von Kategorien

Bei dieser Variante bietet es sich an, dass Sie nicht nur eine Kategorie auswählen. Überlegen Sie, welche Kombination von Kategorien am besten für Ihren jeweils gewünschten diagnostischen und/oder therapeutischen Zweck geeignet ist. Ein Beispiel für eine Kombination könnten die Kategorien *Schule, Ausbildung und Arbeit* und *Wünsche und Ziele* sein.

Generell eignen sich die Kategorien *Wünsche und Ziele* sowie *Ressourcen* wegen ihrer Allgemeingültigkeit gut als Ergänzung zu vielen anderen Kategorien.

Die Tempo-Variante

Hinweise zur Tempo-Variante

Diese Variante verringert durch eine Begrenzung der Zeit in der Regel die Gefahr sozial erwünschter Antworten. Für Sie kann diese Variante jedoch herausfordernder sein, wenn Sie alle Antworten notieren wollen, da ein Mitschreiben wegen des Tempos oft schwieriger ist. Alternativ können Sie eine Audioaufnahme erstellen. Beachten Sie hierbei, dass Sie eine Einverständniserklärung der oder des Jugendlichen und, bei Jugendlichen unter 18 Jahren, der Eltern bzw. Bezugspersonen benötigen und die Aufnahme nach dem Transkribieren wieder löschen.

Für die Tempo-Variante benötigen Sie eine Sanduhr, einen Timer oder eine Stoppuhr. Legen Sie diese bereit. Für die Durchführung der Variante gibt es zwei Möglichkeiten:

a) Legen Sie eine Gesamtzeit für die Bearbeitung aller Satzergänzungen fest. Hier eignet sich am besten ein ablaufender Timer oder eine Sanduhr.
b) Legen Sie eine feste Zeit für die Beantwortung jedes einzelnen Satzanfangs fest. Das könnten zum Beispiel 5 oder 10 Sekunden sein. Hierzu eignet sich sehr gut die Timerfunktion eines Handys.

Passen Sie die Zeiten an die jeweilige Jugendliche oder den jeweiligen Jugendlichen an. Lassen Sie auch hier Ihr (therapeutisches) Gespür und Ihre bisherigen Erfahrungen im Kontakt mit der betroffenen Person entscheiden.

Legen Sie wie bei der klassischen Variante die Karten auf den Tisch oder Boden und setzen Sie die Arbeit mit den Satzergänzungen wie beschrieben (vgl. „Die klassische Variante“) fort. Falls Sie die Antworten der Jugendlichen aufnehmen, ist es nicht notwendig, sich diese zu notieren. Vergessen Sie am Ende nicht, die Jugendliche oder den Jugendlichen zur erfolgreichen Ergänzung der Satzergänzungskarten in der vorgesehenen Zeit zu beglückwünschen.

Die „Abwechselnd-Ziehen-und-Vorlesen-Variante“

Hinweise zur „Abwechselnd-Ziehen-und-Vorlesen-Variante“

Bei dieser Variante sind auch Sie als durchführende Person gefragt. Diese Version kommt bei Jugendlichen häufig sehr gut an, da sie nicht alleine „Rede und Antwort“ stehen müssen.

Diese Variante eignet sich weniger, wenn Sie die Antworten der Jugendlichen mitschreiben wollen. Alternativ können Sie auch hier eine Audioaufnahme erstellen. Wie bei der Tempo-Variante gilt in diesem Fall, dass Sie eine Einverständniserklärung der oder des Jugendlichen und ggf. der Eltern bzw. Bezugspersonen benötigen und die Aufnahme nach dem Transkribieren wieder löschen.

Die ersten Schritte sind identisch mit der klassischen Variante: Legen Sie die (von Ihnen ausgewählten) Satzergänzungskarten in einem Stapel auf den Tisch oder Boden und lassen Sie die Jugendliche oder den Jugendlichen die erste Karte des Stapels umdrehen, vorlesen und den Satz ergänzen. Übernehmen Sie das Vorlesen oder wechseln Sie sich ab, wenn hierbei Schwierigkeiten bestehen (vgl. „Die klassische Variante“). Nun sind Sie an der Reihe: Ziehen Sie selbst die nächste Karte und ergänzen Sie den Satzanfang. Wiederholen Sie dieses Vorgehen so lange, bis alle Satzanfänge ergänzt wurden und beglückwünschen Sie sich anschließend gegenseitig zur erfolgreichen Beantwortung aller Satzergänzungsfragen.

Weitere Varianten

Alternativ können Sie auch die folgenden Variationen ausprobieren:

- Verteilen Sie die Satzergänzungskarten gemeinsam mit der oder dem Jugendlichen mit dem Text nach unten auf dem Tisch oder Boden, statt sie in einem Stapel anzuordnen, und ziehen Sie abwechselnd eine Karte.
- Legen Sie einen Kartenstapel in die Mitte. Nun ziehen alle Mitspieler:innen abwechselnd fünf Karten und halten diese als Fächer in der Hand. Dann wählt die erste Person eine Karte aus, liest sie vor und ergänzt den Satzanfang. Diese Karte wird

abgelegt und eine neue Karte vom Stapel nachgezogen, bevor die nächste Person an der Reihe ist.

- Teilen Sie die (vorab ausgewählten oder einen Teil der) Karten auf. Alle Mitspieler:innen halten sie dann wie einen Fächer in der Hand. Nun zieht eine Mitspielerin oder ein Mitspieler eine Karte vom Gegenüber und ergänzt den Satzanfang. Anschließend werden die Rollen getauscht.

Beachten Sie, dass die Fächervarianten häufig nur mit maximal zehn Karten gut funktionieren. Entweder passen Sie die Anzahl entsprechend an oder nutzen einen Kartenhalter.

4.3 Das Kartenset im Einzelsetting nutzen

Neben den in Kapitel 4.2 beschriebenen Durchführungsvarianten gibt es weitere Möglichkeiten, wie Sie das Kartenset im Einzelsetting nutzen können:

Satzergänzungskarten als Einstiegsritual. Als Einstiegsritual in regelmäßig stattfindenden (Therapie-)Stunden können Sie die Jugendliche oder den Jugendlichen zu Beginn jeder Sitzung ca. drei bis fünf ausgewählte Satzanfänge ergänzen lassen. Ob Sie die Antworten notieren, bleibt Ihnen überlassen.

Satzergänzungskarten als Abschlussritual. Andersrum ist es ebenfalls möglich, dass eine Jugendliche oder ein Jugendlicher am Ende einer Sitzung ca. drei bis fünf ausgewählte Satzanfänge ergänzt und so die Sitzung beendet. Auch hier bleibt es Ihnen überlassen, ob Sie die Antworten aufschreiben.

Home-Experience als (therapeutische) Hausaufgabe. In dieser Variante können Sie den Jugendlichen einzelne Satzanfänge, ausgewählte Kategorien oder mehrere, gezielt ausgewählte Satzanfänge mit nach Hause geben. Alternativ können Sie auch alle Satzergänzungen zu Hause vervollständigen lassen (siehe Kapitel 5). Beachten

Sie hierbei, den Jugendlichen die entsprechenden Instruktionen mit auf den Weg zu geben.

Hier einige mögliche Aufgaben für (therapeutische) Hausaufgaben:

- Gezielt über die ausgewählten Satzergänzungen und die Antwort nachdenken.
- Sich möglichst viele Antworten zu den ausgewählten Satzanfängen überlegen.
- Jeden Tag einmal den ausgewählten Satzanfang oder die ausgewählten Satzanfänge ergänzen und überprüfen, ob die Antwort an jedem Tag dieselbe ist. So können Sie mit Jugendlichen sehr gut erarbeiten, ob sie an jedem Tag zum Beispiel dieselben Gefühle in Bezug auf Schule, Ausbildung bzw. Arbeit oder eine bestimmte Person haben, um damit später weiter an dieser Thematik zu arbeiten.

Beachten Sie bei diesen Varianten, dass der spontane, frei assoziierende Charakter verloren geht.

4.4 Das Kartenset im Gruppensetting nutzen

Alle Satzergänzungen eignen sich auch für den Einsatz im Gruppensetting. Gruppen können mehrere Jugendliche sein, aber auch eine Jugendliche oder ein Jugendlicher mit Familie oder Bezugssystem. Im Folgenden ist eine große Auswahl an unterschiedlichen Durchführungsvarianten aufgeführt, die Sie jeweils für den Kontext, in dem Sie die Satzergänzungskarten nutzen möchten, anwenden und ggf. anpassen können.

Lassen Sie hier Ihr (therapeutisches) Gespür und Ihre Erfahrungen entscheiden, ob und welche Karten Sie einsetzen wollen. Die folgenden Varianten können Sie mit einer Auswahl an Karten oder dem gesamten Set durchführen.

Die „Gruppenleiter:innen-Variante“. Sie als Gruppenleiterin oder Gruppenleiter lesen einen Satzanfang vor und alle anderen Gruppenmitglieder schreiben eine für sie passende Satzergänzung auf. Anschließend können sich die Gruppenmitglieder in Zweier-, Klein- und/oder in der Großgruppe über die jeweiligen Satzergänzungen austauschen.

Das Interviewspiel. Ein Gruppenmitglied „interviewt" andere Mitglieder, indem es einen Satzanfang vorliest und sich diesen von allen oder ausgewählten Gruppenmitgliedern vervollständigen lässt.

Der Reihe nach. Alle Gruppenmitglieder beantworten der Reihe nach dieselbe Satzergänzungskarte. Lassen Sie die Gruppenmitglieder ggf. ihre Antworten vorher überlegen oder sogar aufschreiben, damit diese sich nicht gegenseitig beeinflussen.

Gegenseitige Befragung. Jedes Gruppenmitglied darf eine oder mehrere Satzergänzung(en) an eine selbst ausgewählte Person stellen. Dies kann der Reihe nach geschehen. Um etwas Auflockerung reinzubringen, können Sie die Gruppenmitglieder bitten, mit ihren Karten durch den Raum zu gehen. Immer, wenn sie einem anderen Gruppenmitglied begegnen, lesen sie sich die Satzanfänge gegenseitig vor und beantworten diese. Im Anschluss können Sie in der Großgruppe eine Feedbackrunde durchführen und ggf. einzelne Satzergänzungen und Antworten vertiefen.

Pärchen-Interview. Immer zwei Gruppenmitglieder interviewen sich als Pärchen gegenseitig. Diese Variante kann erweitert werden, indem die Pärchen ihre Ergänzungen am Ende gegenseitig der Gruppe vorstellen.

„Ab in die Ecke". Nachdem alle Gruppenmitglieder für sich den gleichen Satzanfang vervollständigt haben, liest ein Mitglied diesen und die eigene Ergänzung vor und stellt sich in eine beliebige Ecke oder an eine freie Stelle des Raums. Alle Personen, die (laut eigener Einschätzung) ein ähnliches Ende aufgeschrieben haben, stellen sich dazu, lesen dieses aber nicht vor. Die anderen Gruppenmitglieder bleiben sitzen. Nun liest eine Person, die noch sitzt, ihr Ende vor und sucht sich dann eine andere Ecke oder freie Stelle im Raum. Auch hier stellen sich Personen mit ähnlicher Ergänzung

dazu. Dieses Vorgehen wiederholt sich, bis alle Gruppenmitglieder mit ihren Varianten irgendwo im Raum stehen. Wenn am Ende einzelne Mitglieder übrig sind, die sich keiner Gruppe zuordnen konnten, können diese ihre Satzergänzungen ebenfalls vorlesen. Sind alle Gruppenmitglieder aufgeteilt, können die Gruppenmitglieder ihre Satzergänzungen untereinander austauschen oder ihre jeweilige Formulierung in der Großgruppe vorstellen.

Diese Methode eignet sich gut, um zu visualisieren, dass es häufig viele Menschen mit ähnlichen Gedanken, Standpunkten und Meinungen gibt, worüber am Ende der Übung reflektiert werden kann.

Vielleicht fallen Ihnen noch weitere Varianten zum Einsatz der Satzergänzungskarten ein. Eine Möglichkeit wäre es auch, gemeinsam mit den Jugendlichen weitere Varianten zu überlegen. Häufig haben diese ja die besten Ideen.

5 Hinweise zu den Online-Materialien

Um Ihnen die Arbeit mit dem Kartenset zu erleichtern, stehen verschiedene Materialien zur Verfügung, die Sie über die Hogrefe Webseite abrufen können. Alle Dokumente erhalten eine vollständige Liste aller Satzanfänge, unterscheiden sich jedoch in der Art der Auflistung und Reihenfolge und können für verschiedene Zwecke genutzt werden. Wählen Sie für die Arbeit mit den Satzergänzungen die Materialien aus, die für Sie am besten passen.

Sie können die ergänzenden Online-Materialien über die Internetseite von Hogrefe abrufen und ausdrucken. Nutzen Sie dazu bitte den Link hgf.io/download und melden Sie sich nach den dort beschriebenen Schritten an. Wenn Sie nach der Registrierung den Code **B-M127UE** unter „Mein Konto → Zusatzmaterialien" im Eingabefeld einfügen, werden Sie automatisch in den Downloadbereich weitergeleitet und können die Online-Materialien ausdrucken. Um die Materialien dauerhaft im direkten Zugriff zu haben, ist es sinnvoll, sich die gesamten Materialien herunterzuladen und auf dem eigenen Rechner zu speichern.

Folgende Materialien stehen Ihnen zur Verfügung:

Version für Anwender:innen. Diese Version ist für Sie als anwendende Person des Kartensets gedacht und bietet ausreichend Platz, die Antworten der Jugendlichen mitzuschreiben sowie für weitere Notizen. Alle 180 Satzergänzungen sind nach Kategorien sortiert und von 1 bis 180 nummeriert (vgl. Abbildung 1).

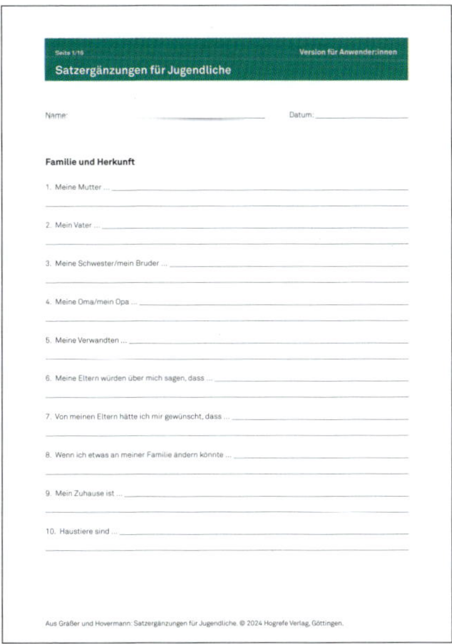

Seite 1/16 Version für Anwender:innen

Satzergänzungen für Jugendliche

Name: ______________ Datum: ______________

Familie und Herkunft

1. Meine Mutter ...
2. Mein Vater ...
3. Meine Schwester/mein Bruder ...
4. Meine Oma/mein Opa ...
5. Meine Verwandten ...
6. Meine Eltern würden über mich sagen, dass ...
7. Von meinen Eltern hätte ich mir gewünscht, dass ...
8. Wenn ich etwas an meiner Familie ändern könnte ...
9. Mein Zuhause ist ...
10. Haustiere sind ...

Abbildung 1: Auszug aus der „Version für Anwender:innen“

Version für Jugendliche. In der ursprünglichen Idee wurden Satzergänzungsverfahren als Paper-Pencil-Versionen durchgeführt, indem zufällige Satzanfänge vervollständigt werden sollten. Angelehnt an dieses Konzept finden Sie in der Version für Jugendliche alle 180 Satzanfänge, dem Zufall nach sortiert und ohne Nummern sowie Zuordnung zu den Kategorien. Dadurch können Sie die Satzergänzungen in die übliche Diagnostik integrieren, entweder als Fragebogen, der direkt von der oder dem Jugendlichen ausgefüllt wird, oder als Interview. Darüber hinaus eignet sich die Version unabhängig von der Diagnostik, um Jugendliche die Satzergänzungen in Form einer (therapeutischen) Hausaufgabe in Ruhe zu Hause vervollständigen zu lassen (vgl. Abbildung 2).

Seite 1/16 Version für Jugendliche

Satzergänzungen für Jugendliche

Name: ______________________ Datum: ____________

In den Ferien ...

Ich esse gar nicht gerne ...

In der Schule ...

Besonders toll in meinem bisherigen Leben war für mich ...

Um glücklich zu sein ...

Ich bin (nicht) gerne allein, weil ...

Mädchen/Frauen ...

Ich traue mich nicht ...

Meine Beine ...

Mein Freundeskreis/meine Clique ...

Abbildung 2: Auszug aus der „Version für Jugendliche“

Einzelne Kategorien. Diese Version enthält alle Satzanfänge seitenweise nach Kategorien und Nummern sortiert und mit ausreichend Platz für Notizen. Damit ist es möglich, nur Satzergänzungen aus einzelnen Kategorien auszudrucken und gemeinsam mit den Jugendlichen zu bearbeiten oder ihnen diese als (therapeutische) Hausaufgabe mitzugeben (vgl. Abbildung 3).

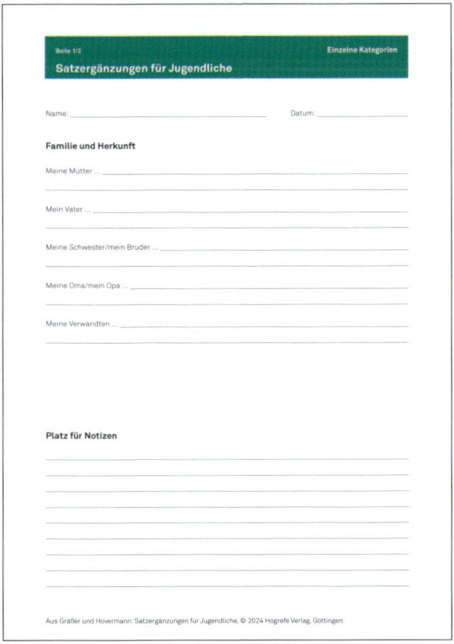

Seite 1/2 Einzelne Kategorien

Satzergänzungen für Jugendliche

Name: ________ Datum: ________

Familie und Herkunft

Meine Mutter …

Mein Vater …

Meine Schwester/mein Bruder …

Meine Oma/mein Opa …

Meine Verwandten …

Platz für Notizen

Aus Gräßer und Hovermann: Satzergänzungen für Jugendliche. © 2024 Hogrefe Verlag, Göttingen.

Abbildung 3: Auszug aus dem Material „Einzelne Kategorien“

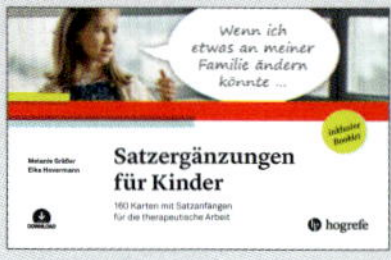

M. Gräßer / E. Hovermann

Satzergänzungen für Kinder

160 Karten mit Satzanfängen für die therapeutische Arbeit

Die 160 Karten mit Satzanfängen ermöglichen Einblicke in neue, bisher nicht berichtete Themen von Kindern und Jugendlichen im Alter von 5 bis 13 Jahren. Das Kartenset ist damit der ideale Begleiter für die Diagnostik und den weiteren Therapieverlauf.

2024, Kartenbox mit 160 Karten und 44-seitigem Booklet, inkl. Online-Materialien, € 36,95 (DE) */ € 38,00 (AT) / CHF 48.90, ISBN 978-3-8017-3274-5*

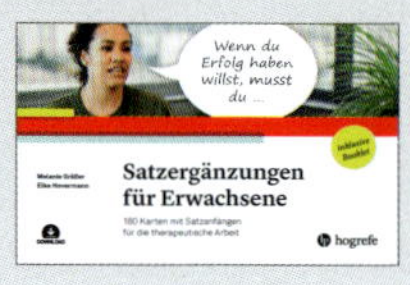

M. Gräßer / E. Hovermann

Satzergänzungen für Erwachsene

180 Karten mit Satzanfängen für die therapeutische Arbeit

180 Karten mit Satzanfängen geben Einblicke in das innere Erleben von Erwachsenen, die in anderen Kontexten nicht möglich wären. Das Kartenset unterstützt die alltägliche Arbeit in den Bereichen Psychotherapie und Beratung sowie Coaching und Supervision.

2024, Kartenbox mit 180 Karten und 48-seitigem Booklet, inkl. Online-Materialien, € 39,95 (DE) */ € 41,10 (AT) / CHF 52.50, ISBN 978-3-8017-3276-9*

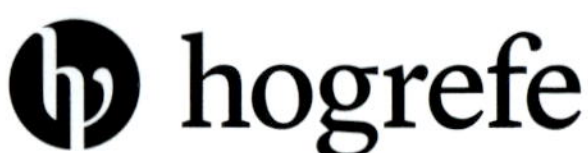

Hogrefe Verlagsgruppe

Göttingen · Bern · Wien · Oxford · Paris
Boston · Amsterdam · Prag · Florenz
Kopenhagen · Stockholm · Helsinki · Oslo
Madrid · Barcelona · Sevilla · Bilbao
Saragossa · São Paulo · Lissabon

www.hogrefe.com